SIN MIEDO

Reglas de Oro para tu cirugía confortable

Dr. Fabio J. Toledo Castaño

SOBRE EL AUTOR:

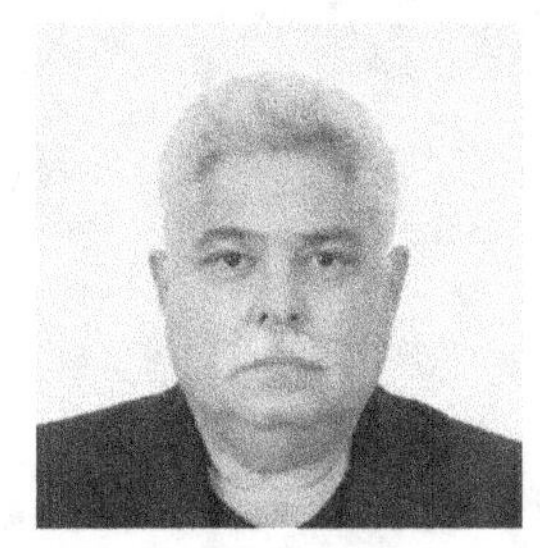

Nací en 1962 en un hermoso pueblo minero llamado Moa, Holguín, Cuba. Primer hijo de tres hermanos. Provengo de una familia de profesionales preocupados por apoyarme en el logro de mis aspiraciones: ayudar a curar y aliviar el dolor de las personas.

En 1986 me gradué de Médico General en La Habana, y en 1991 de Especialista en Anestesiología y Reanimación en Santiago de Cuba. Fui docente de mi especialidad y contribuí con la salud y la formación de Recursos Humanos en la República de Angola. Desde el 2014 resido en Ecuador, país donde me naturalicé y al que tengo como segunda Tierra. Actualmente ejerzo mi profesión en las Islas Galápagos.

Casado, con dos hijas, un nieto y una nieta. Amante de la música, la literatura y el arte en general.

AGRADECIMIENTOS:

A mis padres que ya no están pero fueron una fuente de enseñanza y reflexión. A mi esposa Rosalba que me ha acompañado y ayudado a sobrepasar los momentos más difíciles. A mis hijas Yoa y Claudita que son parte de mi inspiración y sacrificio. A mis nietos Enzo F. y Allegra, mis más preciados tesoros. A toda la familia y amigos en general. A mis pacientes que tanta satisfacción y enseñanzas me han dado.

ÍNDICE:

SOBRE ESTE LIBRO:

Es comprensible que a quién alguna vez, durante una visita médica, le comunicaron que tenía que realizarse algún procedimiento quirúrgico, le haya invadido una gran ansiedad, preocupación y miedo. Miedo que limita incluso con el pánico. Estas sensaciones desagradables pueden llevarnos a tomar decisiones desacertadas, incluyendo la negativa a resolver el problema o posponer el momento en que se realice la operación. Lo que probablemente conduciría a un mal e irreversible pronóstico para el estado de salud debido a la demora en afrontarlo.

Por tal razón, prepararnos lo más integralmente posible para una cirugía programada, también llamada electiva, sería el mejor escenario que se nos podría presentar. Es por ello que, basado en mis más de 30 años de experiencia práctica atendiendo pacientes quirúrgicos, voy a conducirte con la mayor claridad posible por los pasos y aspectos que debemos conocer para transitar por una intervención con niveles positivos de comprensión, tolerancia y confort. Para que sea una vivencia que cumpla con los objetivos propuestos y culmine en éxito.

Estos pasos o momentos de interés los he desarrollado en 5 capítulos que se centran a grandes rasgos en la primera consulta médica, la cita con el anestesiólogo, el internamiento en el centro de salud y todo lo relacionado a la estancia en el quirófano y lo que acontece en el pre y post operatorio. Finalmente los he resumido en 12 *Reglas de Oro* que te pueden acompañar y fortalecer en un proceso médico de esta naturaleza.

Sin dudas, este libro resultará útil, a modo de guía. No se trata de un texto académico para profesionales del medio, sino más bien un escrito que he querido hacer para ti. Para que te nutras de un conjunto de medidas y cuidados que tenemos por principio los que participamos de un equipo quirúrgico. Seguramente leer sus páginas te generará tranquilidad, te sabrás cuidado y puede ser un ejemplar que lleves bajo el brazo (o en un dispositivo electrónico) en el cursar perioperatorio. [1]

---

[1] Este término se refiere a un lapso temporal que involucra el antes, durante y después de una intervención quirúrgica.

1

LA PRIMERA CONSULTA MÉDICA

***

Cuando tenemos algún problema de salud y llegamos remitidos a una consulta de Especialidades Quirúrgicas, [1] hay altas probabilidades de que la conclusión sea que tenemos una enfermedad o dolencia candidata a cirugía. A partir de ese momento comienza un proceso que exige máxima transparencia en cuanto a información del médico hacia ti como paciente y viceversa. Lo que deriva en la necesidad de formular tantas interrogantes como sean posibles.

De parte del médico: ¿Qué debería informarte fundamentalmente?:

1. ¿Cuál es el diagnóstico de tu enfermedad?

2. ¿Cuál es la solución que él recomienda? En caso de no proceder por vía quirúrgica: ¿Cuáles serían otras posibles acciones para mejorar la calidad de vida?

3. ¿Cuál es el pronóstico de la enfermedad y de la cirugía propuesta? Aquí la conversación estaría centrada en las circunstancias de riesgo. Aspecto determinante a la hora de decidir si autorizas, o no, la intervención.

4. De apostar por la operación: ¿Cuál sería la vía de abordaje? ¿Una cirugía abierta, convencional, mínimamente invasiva, tipo laparoscópica?[2] ¿O combinadas? Definido este punto: ¿Cuáles serían las ventajas, desventajas y posibles complicaciones de esa maniobra?

De tu parte: ¿En qué otras cuestiones deberías indagar?

1. Siéntete en la confianza de preguntar si la solución propuesta puede efectuarse en la clínica u hospital donde te estás atendiendo, o si sería más conveniente que te refieran a una institución médica de mayor nivel resolutivo. De contar con varias opciones de centros médicos, en tus manos también queda la responsabilidad de informarte al respecto, de evaluar cuál se ajusta mejor a tus condiciones contextuales y la potestad de escoger finalmente aquel que te genere más seguridad.

2. Tienes todo el derecho de solicitar segundas, terceras y cuantas opiniones médicas necesites para estar en total convencimiento de lo que debes aceptar de la propuesta médica.

3. Es recomendable ir acompañado a la consulta. Dígase con un familiar, amigo o quien consideres que te ayude a aclarar y despejar todas las dudas posibles. Incluso, que te ayude a recordar, posteriormente, lo platicado con el doctor. Es importante que ese acompañante sea una persona que genere tranquilidad, contención y apoyo psicológico. No escoger bien al acompañante puede generarte más ansiedad y miedo. En caso de haber ido solo a este encuentro, solicitar que las explicaciones y planteamientos hechos sean compartidos con otra persona cercana.

4. Pregunta qué tiempo tienes para decidir y concretar la operación. Esto en función de planificarte lo más posible en torno a aquellos asuntos (logísticos, económicos, familiares, laborales), que de no quedar resueltos te generarían preocupación y angustia. Dos cuestiones que atentan contra una evolución postoperatoria adecuada. Para ser más específico, me refiero a dejar resuelto, o al menos encaminado, asuntos como la aprobación de la cobertura del Seguro Médico, si fuera el caso. Tramitar licencias laborales. Organizar el

calendario familiar de manera que tribute a este proceso hospitalario pero tratando que afecte lo menos posible las rutinas individuales, entre otros.

5. Si llevas seguimiento por enfermedades preexistentes, sería muy recomendable que los médicos respectivos conozcan de tu cirugía para que recibas recomendaciones específicas. Sucede que en ocasiones se requiere cambiar vías de administración de algunos medicamentos, o sustituir un fármaco por otro en el curso perioperatorio y son pormenores que deben ser colegiados con el profesional que ha atendido sistemáticamente tu enfermedad crónica.

Por poner dos ejemplos, en el caso de la *Diabetes Mellitus*, si no se pudiera usar hipoglucemiantes orales, estos podrían ser cambiados por insulinas subcutáneas. De la misma manera, en caso de pacientes con insuficiencia cardiovascular, anticoagulantes orales podrían ser canjeados por Heparina, que es una modalidad inyectable. Así otros muchos, pero insisto, debe contar con el visto bueno del especialista que te atiende ese padecer. Las indicaciones obtenidas, deben ser transmitidas por escrito, a ti como paciente y a los profesionales del equipo quirúrgico a cargo.

Una vez esclarecidos los tópicos anteriores y quedar respondidas las preguntas que te inquieten, si decides aceptar la cirugía, llegará el momento del próximo paso: Tu cirujano indicará los exámenes de laboratorio, imágenes -según corresponda- y pedirá interconsultas con las otras especialidades que considere determinantes para que el resultado final sea el deseado.

---

[1] Ginecología y Obstetricia, Neurocirugía, Cirugía Ortopédica y Traumatología, Cirugía Maxilofacial etc.

[2] Técnica quirúrgica de mínimo acceso. Consiste en insertar trócares delgados en el abdomen a través de pequeñas incisiones de alrededor de 1 cm, o menos, por donde el cirujano entra al cuerpo para maniobrar. Todo esto visualizado a través de una pantalla, gracias a la introducción (igualmente por una hendidura muy pequeña) de un laparoscopio. Tubo delgado que cuenta con una luz y cámara de video en uno de sus extremos.

2

LA VISITA AL ANESTESIÓLOGO

***

Después que tu cirujano tiene concentrada toda la información de los resultados de exámenes de laboratorio, opiniones de los interconsultantes y firmado el consentimiento informado[1] que le corresponde a su especialidad, llegó la hora del anestesiólogo.

El anestesiólogo es el especialista que valorará tu estado físico, riesgo anestésico-quirúrgico y luego definirá y administrará la anestesia que corresponda. Aunque muchos piensan que el propio cirujano es quien seda al paciente, no es así. Hay un especialista encargado específicamente de este proceso y que no solo se ocupará de preparar y dar la anestesia, sino que también te acompañará en la recuperación, y terapia del dolor postquirúrgico, así como de la reanimación si fuera necesario. Hago la salvedad para que se dé a esta consulta la importancia que merece.

En ese sentido, es imprescindible acopiar y llevar todos los datos necesarios a la cita, pues de ellos depende el trazado de una estrategia anestésica segura y que el proceso operatorio y postoperatorio sea lo más confortable posible.

¿Qué información debes presentar en la consulta de Anestesiología?:

1. Medicamentos que has estado usando en los últimos 15 días. Con ello me refiero tanto a los que te han prescrito por enfermedades crónicas, como los que fortuitamente usaste por un dolor, por una gripe etc. Debes anotarlo desde casa, preferentemente, para no correr riesgos de olvido. Es conveniente que en esta lista incluyas también fármacos naturales, infusiones que habitualmente consumes o pociones caseras ¿Te preguntarás por qué? Pues porque pueden tener metabolitos que compitan con otros medicamentos que se usan en la cirugía y con la propia anestesia. Además, algunos de ellos podrían comportarse como sedantes o incluso incrementar el sangrado.

El anestesiólogo debe saber todos estos detalles para estar preparado y actuar consecuentemente. Con la información recabada, el tratante puede recomendar posponer el acto quirúrgico hasta que ciertos fármacos sean metabolizados y eliminados del organismo. También puede hacer modificaciones en su estrategia anestésica, implementando otros medicamentos que no compliquen las técnicas previstas.

Sin temores ni prejuicios, debes informar de cualquier aspecto relacionado con el consumo de estupefacientes, drogas legales o ilegales; siendo que hay narcóticos que potencian o disminuyen los efectos esperados para el acto anestésico. Los profesionales de la salud se encuentran bajo juramento de un código ético por lo que tu información al respecto será confidencial.

2. Enfermedades que padeciste o actualmente padeces. Todas ellas dan una orientación al profesional sobre qué cuidados tener. No menospreciar aquellas enfermedades que asumimos como solucionadas o aquellos episodios de salud que subvaloramos por ser esporádicos, ocasionales, fortuitos. La experiencia y las estadísticas indican que son cuadros médicos que pueden influir definitoriamente en el desenlace de la anestesia y por consecuente de la cirugía.

En ocasiones no mencionamos las experiencias pasados porque pensamos que ya estamos curados. Ejemplos muy frecuentes: "En la niñez y la adolescencia sufría de ataques de asma pero ya me sané". Sabemos que si por casualidad estas personas se ponen en contacto con agentes desencadenantes se podría producir una crisis que dificulte la anestesia. Otro ejemplo común: "A veces me sube la presión cuando me estreso, pero no soy hipertenso". En estos casos, a veces sucede que si en el interrogatorio del anestesiólogo no sale a la luz tales datos, son casos que llegan al preoperatorio inmediato con la tensión arterial alta y hay que posponer la intervención hasta que el paciente se estudie y controle.

Otro aspecto importante es informar si se es portador de algún virus como el VIH, hepatitis u otros para que se tomen medidas necesarias en beneficio del paciente y de los miembros del equipo quirúrgico.

Valoren siempre, antes de llegar a esta consulta, el informarse con algún familiar cercano sobre los problemas de salud que pudo haber tenido en la niñez, adolescencia. De ahí se podría obtener parte de un historial que el anestesiólogo agradecerá.

3. Alergias que padeces: medicamentosas, alimentarias o ambientales. Dentro de los

medicamentos a los que se le pudiera hacer alergia están: los antibióticos, los analgésicos, los anestésicos locales, los antisépticos de uso externo como el Yodo, el Timerosal, esparadrapo por solo citar algunos.

En cuanto a alimentos, son comunes las alergias a los mariscos y pescados, a los cítricos, colorantes alimentarios. Es de mucho valor para la Anestesiología alertar sobre las alergias al huevo y a la Soja en tanto hay anestésicos que contienen proteínas procedentes de estos.

En cuanto a las alergias ambientales, las que más suelen citarse en consulta son las relacionadas al polvo, a las caspas de animales, a olores intensos, incluso algunas personas refieren alergias al frío, entre otras.

4. Intervenciones quirúrgicas anteriores. En este apartado tener presente procedimientos menores o diagnósticos que necesitaron anestesias regionales, local infiltrativa, general (en cualquiera de sus variantes) o incluso una sedación. Dentro de estos se incluyen las operaciones odontológicas. Cuando me refiero a anteriores, incluyo las cirugías en edades

pediátricas, y esas, generalmente quienes las recuerdan son nuestros padres o tutores.

Lo que específicamente interesa a los profesionales de la anestesia es si hubo alguna complicación en estas experiencias quirúrgicas. Si hubo reacciones medicamentosas, dificultades para la ventilación o la intubación. Igualmente si hubo presencia de vómitos, dolores en el postoperatorio, frío o temblores, picor. Importante también indicar si se necesitó sondas o re intervención.

No pasen por alto, además, si existieron recuperaciones prolongadas en las anestesias previas. Si hubo aumentos excesivos de la temperatura, enfermedades endocrinas y/o metabólicas como *Diabetes Mellitus*, enfermedades de la glándula tiroides, enfermedades cardiovasculares o de la sangre (especialmente si está relacionada a la coagulación). Si un familiar de primera línea tuvo alguna complicación anestésica, tampoco deje de decirlo. Conocer estos antecedentes, sin duda, le permitirá al doctor adelantarse a posibles contextos similares.

El anestesiólogo, además del interrogatorio y el examen físico detallado, valorará los exámenes de laboratorio y de imagen. Según la región y órgano a operar, el tiempo aproximado que se prevé dure la cirugía y las preexistencias que tengas; te propondrá un plan anestésico basado en una anestesia científica. Se empleará el desarrollo de la tecnología para monitorear tus parámetros vitales, la temperatura, la oxigenación de tu sangre, concentración del CO_2, la relajación muscular, las concentraciones de anestésicos y muchas más que garantizan una alta seguridad.

Es obligación del anestesiólogo informarte y explicarte en qué consiste la técnica anestésica que va a aplicar: Raquídea, Epidural, General o bloqueos específicos de nervios particulares ¿Por qué considera es la mejor para tu caso en particular? Por demás, debe ser claro en exponer las posibles complicaciones inmediatas, mediatas y/o tardías.

Con todos los datos intercambiados, el anestesiólogo aceptará, pospondrá o rechazará tu cirugía según tu estado de salud y los riesgos anestésicos potenciales. Si es que todo está en orden para aplicar la anestesia, al final de la consulta, deberás, si así lo entendieras, aceptar la técnica propuesta. Como constancia debes plasmar tu rúbrica en el consentimiento informado vinculado a esta especialidad. Antes de firmar puedes debatirlo con tu familia, o buscar la opinión de otro anestesiólogo, si lo supones de ayuda y aun cuando hayas autorizado, puedes revocar este consentimiento cuando lo consideres pertinente.

En todo caso, para tu tranquilidad, ten como convicción que el profesional de la anestesia trabaja bajo protocolos y guías, lo que hace más segura la actividad y en todo momento tomará medidas para que vayas a la cirugía con serenidad y sin miedo.

---

[1] El consentimiento informado puede ser firmado por ti o un representante legal en aquellos casos que por la edad o por discapacidades físicas-mentales no se encuentren con autonomía para hacerlo.

3

CONSULTA PARA PROGRAMAR LA CIRUGÍA

***

De vuelta con tu cirujano, el día de esta consulta es el momento de definir cuándo se concretará la intervención, en función de la disponibilidad del centro médico y en relación a tu planificación personal. Con el resumen de las interconsultas a las que fuiste, los resultados de laboratorio e imagen y los documentos legales firmados, estamos listos para materializar lo que hasta este momento hemos venido preparando.

Llegado este instante, ya se tienen coordinados todos los actores del equipo quirúrgico y de apoyo logístico. Se tiene separado el quirófano, organizado el tema de los medicamentos, reservas de sangre de tu grupo y factor, instrumental, material descartable (suturas, guantes, catéter) y demás aspectos que están previstos en las listas de chequeo y protocolo. Así te lo comunicarán y se reconfirmará que mantienes la disposición para seguir adelante en la fecha prevista.

En resumen, dentro de la rutina de esta consulta se procederá a:

1. Verificar la firma de los consentimientos informados y completar los demás formularios establecidos legalmente según cada institución.

2. Entregarte la orden de ingreso que debes presentar el día y hora de la entrada a la clínica. Documento que tienes que llevar junto con tu identificación (DNI, cédula, carnet o como se denomine en el lugar que te encuentres).

3. Informar si la cirugía se hará de modo ambulatorio o internado. Es decir, si después de la recuperación anestésica y valorada la evolución quirúrgica, puedes ir a casa el mismo día o si tendrás que quedar hospitalizado por seguridad.

Además de otras cuestiones propiamente clínico-quirúrgicas, para definir este aspecto el cirujano indagará en algunas cuestiones, y de no hacerlo, deberías tomar la iniciativa de comentárselo. Me refiero a que le comuniques las condiciones que tienes en casa y así él valorará si tendrías en el domicilio los cuidados necesarios que tributen a una buena evolución. Ejemplo: si vives en un departamento en pisos superiores y no tienes ascensor. Si no cuentas con alguien que te cuide y acompañe en el postoperatorio. Si no tienes cerca un centro médico que te asista, en el menor tiempo posible si se presentara una emergencia. Igualmente, si no tienes buenos medios de comunicación y un transporte adecuado que te contacte con el médico y te movilice a la clínica si así lo requirieras.

4. Repasar las indicaciones a cumplir desde el día antes de la operación. Recuerda que las cirugías, cualquiera que sea, ambulatoria o no, precisan del cumplimiento de ciertos parámetros para garantizar una experiencia anestésica y quirúrgica exitosas. Entre ellos: estar en ayuno, al menos de seis a ocho horas previas. Los últimos alimentos consumidos deben ser ligeros y recomendablemente no lácteos.

Debes recortarte las uñas de manos y pies y llevarlas sin esmalte. No hacerlo puede interferir en la monitorización de parámetros como la oxigenación. Lo mismo ocurre con los maquillajes que no permiten valorar con precisión la coloración de los labios y la piel, elemento primordial dentro del diagnóstico clínico de sangrados.

En relación al área donde se hará la incisión, pregunta a tu médico qué es lo que tiene establecido para su preparación. Hay cirujanos que prefieren que la zona tenga vellos cortos a punta de tijera y otros indican rasurar con cuidado de no producir escoriaciones.[1] Quienes tienen barba deben recortarla, y lo ideal sería afeitarse totalmente para no dificultar el sellado de la máscara facial en los casos que se aplique Anestesia General. De la misma manera que ayudaría en caso de una reanimación, pues a veces suele interferir en la efectiva ventilación y oxigenación.

Es una buena práctica tomar un baño antes de ir al hospital. Si es posible, usar un jabón antimicrobiano, sino el que tengas. Siempre insistiendo en la región que va a ser intervenida.

En cuanto a los fármacos que habitualmente consumes, y no fueron contraindicados, de coincidir el horario de la toma antes de ir a quirófano; debes ingerirlos con menos de 10 mL de agua. No dejes de llevar tus medicamentos al hospital para que cuando autoricen la alimentación posterior a la cirugía puedas darle continuidad. [2]

Por último, tres detalles más: Despojarte de todas las prendas (cadenas, collares, anillos, pulseras, pendientes). Si tienes prótesis dental removible, recuerda que no debes llevarla al quirófano, a menos que se te informe lo contrario. De tener el cabello largo, debe ser recogido, pero nunca hacer peinados posteriores que interfieran en el buen posicionamiento de la cabeza a la hora de hacer técnicas anestésicas generales.

---

[1] Este proceso de rasurado, según la zona del cuerpo que se trate, algunos prefieren hacerlo en casa por pudor. De no hacerlo correctamente no te preocupes que el personal de enfermería lo corregirá.

[2] Es importante que lleves los medicamentos porque, en ocasiones, en el hospital no cuentan con la misma formulación. Todos esos medicamentos deben ser conciliados con quien corresponda dentro del hospital y deben entregarse al personal de enfermería para que sean ellos quienes te lo suministren cuando amerite. Importante no desatender este consejo porque si el médico indica el fármaco del hospital, que pudiera ser un genérico, y tú por desconocimiento tomas la que traes de casa, podrías ingerir una sobredosis no deseada.

4

EL INTERNAMIENTO

***

El internamiento puede ocurrir el mismo día o días antes al procedimiento quirúrgico. Esta última posibilidad se debe a que hay preparaciones previas, especializadas, que solo se pueden hacer en el centro hospitalario según lo establecido como protocolo para cirugías de envergadura. Debes saber que el objetivo de este ingreso previo es generar acciones que te produzcan tranquilidad. Además de que se prescriben agentes medicamentosos que te proporcionen sedación, sueño, para que dejes a un lado experiencias y pensamientos no deseados. [1]

En ambos escenarios de internamiento deben cumplirse las mismas normas y llegar al hospital a la hora pactada para no retrasar los procesos. En el momento que el Departamento de Admisión hace tu carpeta de datos, te identifican, ya sea con una manilla u otras formas que tenga establecida la unidad de salud. Casi siempre imprimen tus nombres y apellidos, número de identidad y fecha de nacimiento. Luego te trasladarán al sitio de estancia previo al quirófano: la sala o cuarto donde estará el expediente médico[2] con toda la información relacionada a tu caso y con los puntos de interés resaltados (alergias, contraindicaciones por enfermedades preexistentes etc.) y donde quedarán creadas las condiciones para que te sientas cómodo junto a tu acompañante.

Una vez en la sala para hacer el preoperatorio, el personal de enfermería te orientará nuevamente sobre aspectos tratados en capítulos anteriores en torno a la necesidad del baño, despojarte de joyas, condiciones que deben tener tus uñas, el rasurado, el tiempo de ayuno etc. También allí te quitarás la ropa con la que estabas, incluyendo las prendas interiores, y te darán la bata quirúrgica o ropa sanitaria (algunas de algodón, otras de material desechable con una apertura en la espalda y cintas para anudarse) con la que entran los pacientes al quirófano.

Específicamente a los familiares o acompañantes les indicarán medidas de seguridad necesarias como: mantener siempre arriba las barandas de la camilla para evitar caídas, conservar la higiene de las manos para evitar transmisión de enfermedades infecciosas, comunicarse con personal del hospital antes de tomar cualquier decisión con el paciente, entre otras.

De esta estancia saldrás con una vena canalizada[3] por la enfermera a cargo y se te comenzará a administrar fluidos (sueros) para mantener funcionando la vena y que no se obstruya. Así como para ir reponiendo los líquidos que se van perdiendo en las horas de ayuno y que son primordiales para garantizar una hidratación óptima. No te angusties si el personal de enfermería verifica de forma reiterativa tus datos para contrastar con los que están en la manilla o pulsera antes de administrar medicamentos.[4] Es una medida de seguridad y así como validan datos personales en más de una ocasión, están en la obligación de informarte el nombre de los fármacos que vas a tomar o que te van a inocular, por tu propia tranquilidad y por si recuerdas alguna reacción que no hayas dicho hasta ese momento.

Finalmente, ya estando en esta sala, es el último chance que tienes para informar sobre la necesidad de entrar a la cirugía con algún fetiche, resguardo o imagen religiosa si es que fuera el caso. Muchos pacientes se sienten protegidos y calmados si entran al acto quirúrgico junto a alguno de estos amuletos a los que veneran en su vida cotidiana.

Su presencia al momento de la operación no está prohibida en principio, aunque siempre hay que tener en cuenta las normas particulares de cada institución. Lo que sí es vital informar lo que va a entrar a quirófano ¿Por qué? Porque hay que estar seguros de que ese objeto cumple con las normas de asepsia y antisepsia exigidas. Hay que tener garantía de que el material con el que esté confeccionado no altere el buen funcionamiento de los monitores multiparámetros incidiendo negativamente en el registro adecuado de signos vitales.

Para ser más concretos y por poner un ejemplo, objetos de metal podrían alterar el electrocardiograma o el electrocauterio, provocando quemaduras u otros accidentes. Además hay que saber en qué parte del cuerpo lo llevas pues también puede interferir con los Rayos X u otros medios diagnósticos usados en la cirugía.

Siempre ten presente que el equipo quirúrgico aboga porque vayas a esta experiencia con la mayor calma posible, fortalecidos física, psicológica y espiritualmente. Sin embargo, hay que preverlo y analizarlo todo exhaustivamente para que puedas volver a casa con tus seres queridos habiendo transitado por un proceso seguro, grato y exitoso.

[1] Para mejores resultados es muy importante dormir tranquilos la noche anterior y al menos 8 horas.

[2] Este expediente clínico será llevado junto contigo por cada departamento por donde transites dentro del hospital.

[3] Preferiblemente una vena de miembros superiores.

[4] Este es un protocolo que se va a repetir por todos los departamentos o sitios que te lleven dentro del hospital: laboratorios, Imagenología, sala de recuperación, quirófano etc. Cada vez que te trasladen de lugar, se le hace una transferencia de información al profesional de las áreas que te reciben.

5

EN LA UNIDAD QUIRÚRGICA

***

Llegado el momento de la intervención se te trasladará al área de unidad quirúrgica por el personal de planta competente, acompañado de tu ser querido de apoyo. En la puerta del área preoperatoria te despedirás temporalmente de tu familiar o amigo. Al unísono te recibirá el equipo de enfermería del quirófano y los profesionales que realizarán la cirugía y administrarán la anestesia, quienes atentamente se presentarán con su nombre y función. En este punto, se hará una transferencia de documentación[1] e información donde se reportará y comprobará que eres el paciente correcto, con el diagnóstico y la cirugía prevista. Todo tiene que coincidir sin cabida a ninguna modificación.

El objetivo de este parte operatorio es verificar que cada detalle esté tal cual lo registrado en la programación quirúrgica. Aquí se procede a validar los signos vitales con que saliste de sala y la medicación suministrada y si no ha habido síntomas adversos a dicha medicación. Se comprueba el rasurado y si fue marcada con lápiz especial el área o región donde se hará la operación.

En aquellos casos que los órganos o partes del cuerpo sean dobles insistir e indicar cuál es el que van a intervenir, incluso, si es posible, tocando la zona. Esto es recomendable para evitar actuar sobre el área sana. Siendo que existen los errores humanos, mejor extremar medidas reconfirmando. Ejemplo, si te preguntaran ¿Cuál pierna le van a operar? ¿La izquierda o la derecha? Más allá de decirlo, levante o toque la extremidad en cuestión y esta tiene que tener la marca hecha con el lápiz dermatológico.

Luego de cumplirse con estos puntos, corresponde iniciar el proceso preoperatorio inmediato. Te abrigarán con mantas, insertarán los electrodos de los monitores multiparámetros para medir signos vitales y administrarán la antibiótico-terapia profiláctica (establecida 30 minutos antes de comenzar la cirugía) y la tromboprofilaxis. De igual forma se sumarán los fármacos anestésicos para conseguir sedación tranquilidad y confort. También se incorporarán aquellos medicamentos que se ocupan de evitar náuseas y vómitos y en algunos protocolos se iniciará, desde ya, la terapia profiláctica del dolor.

Todos estos pasos que te he descrito, forman parte de un protocolo que indicó hace varios años la

Organización Mundial de la Salud (OMS) y que se conoce como Lista de Cirugía Segura. Es un plan muy bien concebido que ha garantizado disminuir, considerablemente, los eventos adversos y cuasi accidentes evitables en los Quirófanos. Es una lista de chequeos muy parecida a la que hacen los pilotos antes de emprender un vuelo. Así que, con toda confianza, puedes despegar en este viaje sin mayores temores.

Sin más preámbulos, ahora sí toca entrar al quirófano. Una vez allí se vuelven a constatar los datos del paciente, diagnóstico, la cirugía a realizar, la especialidad quirúrgica y el número de quirófano programado. En el quirófano continuará el protocolo de Cirugía Segura. La enfermera circulante[2] verificará nuevamente datos de identificación con el propio paciente y si coincide con la manilla. Rectificará a nivel físico si existen alergias o reacciones no deseadas a los medicamentos. De la misma manera chequeará la disponibilidad de las reservas de sangre.

Específicamente con el anestesiólogo se comprobará si se cuenta con oxígeno y los agentes anestésicos destinados al caso. Este especialista realizará a la máquina de anestesia las pruebas de funcionamiento pertinentes. Verificará si está en buen funcionamiento el equipo de succión y demás dispositivos electrónicos a usar. Comprobará también los materiales necesarios para intubación tanto estándar como para abordaje difícil de la vía aérea, incluso los medicamentos necesarios para una eventual reanimación. También chequeará los electrodos del monitor multiparámetros, el buen funcionamiento del oxímetro de pulso, el capnógrafo, [3] el electrocardiograma y la máquina de medición de concentración de gases anestésicos.

Aprobado todos y cada uno de estos pasos previos, el instrumentista responde las preguntas de la enfermera circulante relacionado con todo el material a utilizar y evidenciando que están estériles. Al unísono de este control pega en el expediente las cintas testigo o resultados de indicadores que lo respalde. Además se refleja en formularios el conteo de todo el instrumental, compresas y cuanto recurso a utilizar esté en el campo quirúrgico y que pudiera entrar a una cavidad.

Luego se administrará la anestesia indicada que ya conoces desde la consulta de valoración pre anestésica. De ser una técnica donde se conserva el estado de conciencia se te explicará cada paso relacionado con la buena posición a adoptar para lograr un rápido bloqueo y evitar las molestias. La intención del anestesiólogo siempre va a ser amortiguar, en la medida de lo posible, todas aquellas sensaciones y malestares vinculados a la operación. Por ejemplo los sondajes, que pudiera ser una técnica no del todo grata, se hacen bajo anestesia. También se le puede ofrecer al paciente una sedación posterior si desea dormir durante el procedimiento.

Si la anestesia fuera general el fin es que este sueño se produzca paulatinamente y que sea lo más cercano a una experiencia placentera. Antes de entrar en este sueño placentero, tu cirujano y anestesiólogo te recordarán sus nombres como una medida de seguridad, que sepas que estas con las personas que te han venido tratando y guiando en este proceso operatorio, y también como un mecanismo para que te sientas en un ambiente medianamente familiar y no entre completos desconocidos. Esta acción aunque parezca un asunto menor, en realidad constituye un aporte importante a tu tranquilidad y sosiego, pues a nivel interior te dirás: estoy en las manos correctas.

A modo de ritual, previo a realizarse la incisión, se hará silencio de unos minutos para que el cirujano mentalmente organice todas sus ideas y prevea cuáles serían los pasos o medidas críticas a implementar en cada momento. Esta pausa también funciona para el resto del personal presente que igualmente repasará su plan de acción. Ahora sí: ¡Todo listo!

Durante la cirugía, en lo que el cirujano hace sus maniobras, estarás todo el tiempo cuidado y tus signos vitales estarán estrictamente monitoreados. Se registrarán por tiempo las pérdidas sanguíneas, la orina. Se repondrán los sueros o componentes de la sangre por la vena canalizada. Se verificará la temperatura, el oxígeno etc. Es decir, no hay por qué temer. Tendrás muchos ojos ocupados y concentrados en garantizar el funcionamiento óptimo de tu cuerpo mientras acontece la operación.

Terminada la cirugía, pero antes de cerrar la herida quirúrgica por planos se hace un conteo de todo el instrumental y material blanco (gasas y compresas) que tiene que coincidir con el conteo inicial. Una vez completamente suturado, se cerrarán los agentes anestésicos y se procederá a la recuperación. El enfermero o enfermera circulante repasará con el cirujano y con el anestesiólogo los cuidados y aspectos a controlar estrictamente en la sala de recuperación, los llamados cuidados postquirúrgicos inmediatos: inspección de los signos vitales, comportamiento del sangrado por los drenajes, los cuidados de la temperatura y el control del dolor.

6

EL POSTOPERATORIO

***

El dolor es uno de los aspectos que más inquieta a las personas una vez que han salido de quirófano o que despiertan de su anestesia general. Para calmar tu incertidumbre, debo decirte que desde antes de la incisión en tu cuerpo el anestesiólogo habrá iniciado una terapia relativa a este asunto con un objetivo profiláctico. Así implementará técnicas que bloqueen las diferentes vías del dolor permitiendo que llegues al postoperatorio con un alto nivel de analgesia que te generará malestares menores.

En la sala de recuperación, que no es la sala donde te reencuentras con tu acompañante, sino un recinto intermedio donde permanecerás hasta haber pasado un tiempo prudencial de seguridad; estará presente sin interrupciones el personal de Anestesiología y de Enfermería vigilando tu estado. Ahí, según los resultados tanto clínicos, de laboratorio y de la monitorización electrónica de los signos vitales, se continuará el seguimiento del dolor a diferentes escalas. Se irá rescatando la analgesia según corresponda e igualmente se irá determinando tu nivel de recuperación para así poder estimar el momento en que te puedan trasladar a otra sala.

Mientras te recuperas, el cirujano dará un parte informativo a tus familiares o acompañantes para que ellos también puedan estar con menos tensión. Les comentará sobre cómo transcurrió el proceso y cuál es el pronóstico esperado. Si por alguna razón tuvieras que quedar en hospitalización, en cuidados intensivos o intermedios, estos partes a los familiares serán recurrentes tanto por el personal de la sala donde te encuentres como por tu cirujano. No debes desesperarte por ir a casa, tu médico siempre tomará la decisión más conveniente para tu salud.

Ya habiendo logrado la corrección total de tu estado, libre de peligros, el cirujano te dará el alta con todas las recomendaciones para la casa, incluyendo cuales pueden ser signos de alarma que debes tener en cuenta para que regreses de inmediato al hospital. Te irás al domicilio con analgésicos, antibióticos y otros medicamentos que sean necesarios para tenerte compensado de enfermedades crónicas que ya padecías. De la misma manera se te podrá indicar fármacos que sustituyan sustancias que se producen en órganos que ya no están producto de resecciones en la cirugía. Por poner un ejemplo, hormonas tiroideas si ya no estuviese la glándula Tiroide.

Ese mismo día que vas a casa tu cirujano dejará establecida la fecha de la consulta postoperatoria. En esa consulta se chequeará el progreso de la operación, muy posiblemente se retirará la sutura. Si precisaras de algún seguimiento o tratamiento complementario también en esa cita te lo comunicará y si ya no necesitaras otro proceso médico ten casi por seguro que podrás considerarte un paciente de alta.

---

[1] Se trata de los documentos que ya hemos visto en capítulos anteriores: resultados de exámenes médicos, consentimientos informados debidamente firmados. Es decir, todo lo que confirma tu expediente clínico.

[2] Es la enfermera encargada dentro del equipo de asegurar que funcione armónicamente el quirófano y la que va comprobando que todo el instrumental y las condiciones quirúrgicas necesarias estén en orden.

[3] Equipo que genera ondas asociadas a la medición y visualización gráfica de inspiratoria máxima y concentración de CO_2 durante un ciclo respiratorio.

7

REGLAS DE ORO

***

Hasta aquí he puesto en tus manos lo que como médico y paciente quirúrgico -que lo he sido- considero de utilidad para que asistas a una cirugía o para que acompañes a alguien que esté por asistir. Como expliqué en líneas anteriores, no es un manual inamovible. Más bien presento y describo una serie de generalidades que, independientemente de las particularidades de los diferentes centros médicos de cada país y de su personal, constituyen directrices comunes. Con estos datos en tus manos seguramente ya sabes el terreno que vas a pisar.

A modo de recapitulación quiero dejarte resumido todo lo dicho en lo que he denominado *12 Reglas de Oro* que solo te recordarán lo que ya sabes y que espero te ayuden. Si al menos disminuyen en algo tus niveles de incertidumbre y temor, me doy por satisfecho. Sin más, me despido con estas palabras del filósofo romano Séneca: "Cuando se está en medio de las adversidades ya es tarde para ser cautos", solo queda actuar y si actúas informado tienes un alto porcentaje de éxito. Conocer precautela.

Regla # 1: Irás a la cirugía con la convicción de que tienes toda la información que necesitas sobre tu diagnóstico y los posibles desenlaces.

Regla # 2: No subestimes el apoyo y acompañamiento de la familia, amigos, líderes espirituales/religiosos, profesionales de la psicología a la hora de tomar decisiones sobre tu situación quirúrgica.

Regla # 3: Tienes todo el derecho a buscar segundas, terceras y cuantas opiniones médicas necesites para ir totalmente convencido de que la cirugía es la solución.

Regla # 4: Solo tú eres dueño de tu cuerpo y nadie puede forzarte a un procedimiento quirúrgico si no lo deseas, por tanto, puedes firmar o revocar tu consentimiento cuando lo consideres.

Regla # 5: Al quirófano hay que ir con la menor cantidad de preocupaciones posibles. Deja en orden aquellos problemas económicos, laborales, familiares que te tengan en vilo.

Regla # 6: Si tienes enfermedades preexistentes tratadas en el tiempo, siempre infórmale a tu médico tratante para que determine tu grado de compensación. Escucha e implementa lo que te recomiende este especialista.

Regla # 7: A todas las consultas prequirúrgicas que asistas (con el cirujano, anestesiólogo etc.) asegúrate de tener claro tu historial médico-familiar. Lleva todos los datos y documentos que tributen a ello. Mejor que sobre a que falta información sobre tus antecedentes de salud (enfermedades, cirugías previas, medicamentos prescritos, alergias).

Regla # 8: Cumple con todas y cada una de las indicaciones preanestésicas y quirúrgicas que se te den relacionadas a la higiene personal, tu medicación, el tiempo de ayuno etc.

Regla # 9: Apuesta por la confianza y la relajación para ir al acto quirúrgico, sabiendo que se aplican protocolos y listas de chequeo (antes, durante y después de la cirugía) que minimizan el error humano.

Regla # 10: Despreocúpate del dolor, las náuseas, vómitos y demás mitos y malestares postoperatorios. Están previstos los tratamientos profilácticos para que tu proceso sea lo más confortable posible.

Regla # 11: Comunica con confianza a tus médicos las condiciones que tienes en tu hogar para la recuperación y rehabilitación en caso de cirugías ambulatorias. Él definirá lo que es más oportuno para ti y te aconsejará cómo debes actuar en casa según tu contexto.

Regla # 12: Lo que te produzca paz, armonía y seguridad siempre aporta y es bienvenido en estas circunstancias. Si cuentas con imágenes religiosas, palabras sagradas, fetiches, amuletos, resguardos que te produzcan este estado de ánimo, llévalos contigo. Eso sí, siempre informando y solicitando los permisos al personal correspondiente.